MÉMOIRE

SUR LA CAUSE

DE LA MORT

DES NOYÉS.

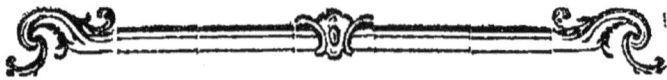

MÉMOIRE

SUR LA CAUSE

DE LA MORT DES NOYÉS,

Pour servir de Réponse à Mʳˢ. Faissole & Champeau, Chirurgiens de Lyon : & à M. L***, Chirurgien à Paris.

Par M. Duchemin de l'Étang, Docteur en Médecine de la Faculté de Montpellier.

Tout ce qui peut éclairer la Jurisprudence & la Médecine, intéressant de si près l'Humanité, comme on l'a pû voir par les malheurs arrivés récemment aux deux tristes familles des *le*

Rouge & des *Sirven* ; nous avons cru bien mériter du Public , en lui faifant part de nos réflexions fur un fait , dont nous avons été témoins dans le courant de l'été de l'année 1769.

Un Dragon du Régiment de Damas , alors en garnifon à Nevers , s'étant noyé dans la Loire , & en ayant été retiré environ une heure après , fous mes yeux & fans apparence de vie , je le fis tranfporter fur le champ , par fes camarades , dans la chambrée la plus proche ; & on l'étendit horizontalement fur un matelas , où j'eus foin de le faire bientôt couvrir de cendres chaudes , qu'on nous apportait des Manufactures de Faïance voifines. Je courus moi-même chercher un flacon d'alkali volatil que je lui fis flairer , & dont je lui faifais de tems en tems avaler quelques gouttes. Un Garçon Chirurgien effaya auffi de lui ouvrir la veine du bras : après quoi on lui fouffla fans relâche de la fumée de tabac ainſi qu'òn a coutume de le pratiquer ; & que le recommande la Société Hollandaiſe , & l'on fit même infuſer une once de cette même drogue, dont on lui fit prendre des remédes. En un mot, on ne négligea aucune des précautions indiquées par la Médecine moderne ; ce qui parut fort extraordinaire dans un pays, éloigné de la Capitale, où l'on tient encore fort aux anciens préjugés, & où l'on croit faire une œuvre méritoire, en ſuſpendant un Noyé par les pieds ; ſans doute afin d'achever de l'étouffer, & de lui faire rendre l'eau qu'il n'a pas bu.

Cependant nous attendions avec grande impatience le ſuccès de nos ſoins, lorſque le Chirurgien Major du Régiment entra. Celui-ci qui pouvait être très-expert en ſon Art, mais qui ne ſe doutait aſſurément pas de Médecine, ſans s'embarraſſer s'il y avait là un Médecin qui devait en ſavoir plus que lui en pareille matiere, ordonna ſur

A 3.

le champ, d'un ton de fuffifance &
d'autorité qui en impofa à toute l'affem-
blée, de faire changer d'attitude à ce
malheureux, & de lui mettre la tête en
bas & les pieds en haut ; s'imaginant
fans doute, mais affez groffiérement,
que les Noyés dèvaient être remplis
d'eau, comme des outres. Pour moi, je
fus fi étourdi de cette manœuvre meur-
triere, que je courus, fans mot dire,
me cacher dans un coin de la chambre,
fentant déjà d'avance combien peu je
gagnerais à réfifter à un vieux Chirurgien qui était, comme on dit, fur fon
pailler, & qui avait outre cela, le pré-
jugé de la populace en fa faveur.

Quoi qu'il en foit, on fe mit en devoir
d'exécuter l'ordonnance du Docteur
Chirurgien, qui fe retira auffi-tôt après,
en affurant pofitivement qu'il n'y avait
rien à faire, comme s'il eût vû tout cela
auffi clair que la lumiere. Plus modefte
que lui, quoique peut-être auffi inftruit,
je me ferais bien donné de garde de

rien décider, fachant par expérience combien la nature a de reffources, & combien fes voies font impénétrables & cachées. Mais qui ne fait que le ton décifif fut toujours l'apanage des demi-favants ? Cependant le Noyé n'eut pas plutôt la tête en bas de fon lit, qu'on vit couler le fang par l'ouverture de la faignée ; ce qu'on n'avait pu obtenir jufques-là : effet, qui était peut-être dû à la chaleur des cendres, qui avait raréfié, & pour ainfi dire liquéfié cette humeur, auparavant coagulée & figée par la fraîcheur de l'eau. Mais ce qui doit le plus fixer notre attention, c'eft que quelques perfonnes, au nombre defquelles étaient M. de Ste. Helêne, Capitaine au Régiment de Damas, & un Marchand de Nevers, s'étant baiffés pour voir ce qui fe paffait, crurent s'être apperçû, & affurerent même qu'ils avaient vu ouvrir la bouche à ce Dra-gon, à peu près de la même façon qu'on l'obferve chez les malades qui rendent

le dernier foupir. Quant à moi, j'avoue-
rai franchement que je ne vis rien, foit
que je ne m'y fuffe pas préfenté à tems,
foit qu'accoutumé à me défier de mes
yeux, je ne voie pas toujours ce que
d'autres croiraient appercevoir très-
clairement. Au refte fi cette circonf-
tance, dont je n'oferais affurer la réa-
lité, fe trouvait fondée, il s'enfuivrait
que le fang, qui s'était précipité, par
fon propre poids, fur le cerveau, dans
cette attitude renverfée, ainfi que celui
qui y avait déjà été refoulé par les
poumons manquans d'air, aurait achevé
d'intercepter le cours du fluide nerveux
& fuffoqué ce jeune homme, qui devait
fe marier deux ou trois jours après.

Néanmoins comme il y avait déjà du
tems que toutes ces chofes s'étaient
paffées, & qu'on ne pouvait plus guere
raifonnablement compter fur aucuns
fignes de vie, MM. les Officiers qui fe
trouvaient là ne voulant rien avoir à fe
reprocher, ordonnerent avant de fe-

retirer ; à leurs Dragons, de porter leur camarade dans un fumier très-chaud, où il paſſerait le reſte de la nuit. Mais cette nouvelle précaution qui venait trop tard fut.auſſi inutile que les précédentes.

On s'aſſembla donc le lendemain matin pour faire l'ouverture du cadavre, & ſavoir ſi véritablement on lui trouverait de l'eau dans la poitrine ou dans l'eſtomac, ainſi que le Chirurgien Major s'opiniâtrait à le ſoutenir : car il n'était point du tout queſtion de ſavoir de quel genre de mort il était péri, puiſque ſes camarades & d'autres perſonnes qui étaient au bord de la riviere, l'avaient vu entrer dans l'eau. Par conſéquent point de doutes à former là-deſſus. Cependant le Chirurgien Major, à qui appartenait de droit cette ouverture, s'étant défendu de la faire, ſur je ne ſais quel prétexte, on s'adreſſa à un des Chirurgiens de la Ville, à qui je prêtai même la main pour que l'opé-

ration fût plus prompte , & ne pas
abufer de la patience de quelques Officiers qui étaient préfents.

. La premiere chofe qui s'offrit à nos
yeux , fut le foie. Il était d'une couleur
blanchâtre , & la membrane externe
s'en détacha prefque d'elle-même ; ce
qui fit croire au Chirurgien que ce
vifcere était affecté depuis long-temps.
Mais la vérité du fait, eft qu'il ne devait
cette couleur étrangere qu'à une efpece
de macération occafionnée par la chaleur humide du fumier dans lequel le
cadavre avait paffé une grande partie
de la nuit & du jour fuivant. Un effet
à peu près femblable s'obferve toutes
les fois qu'on jette le foie d'un animal
quelconque dans de l'eau chaude ; car
à peine a-t-il fenti le premier degré de
chaleur , qu'on voit auffi-tôt pâlir fa
couleur brune & naturelle. Le foie ayant
été écarté , nous procédâmes à l'ouverture du ventricule , autrement dit,
l'eftomac. Il était plein d'une matiere

chimeufe & cendrée, de la confiftance d'une bouillie affez claire, dans laquelle nageaient des brins de falades & des cerifes écrafées qui avaient encore, ainfi que la falade, prefque toute la fraîcheur & la vivacité de leur coloris. Cette maffe était parfemée de quelques gouttes d'huile ou de graiffe fondue, repréfentant affez bien les yeux qu'on apperçoit fur un bouillon de viande. Du refte, au moins en apparence, pas une feule goutte d'eau.

De-là nous paffâmes à la poitrine, pour voir fi nous en trouverions davantage dans les poumons, qui furent ouverts & tailladés très-profondément en divers fens; mais à l'exception d'une affez grande quantité de fang écumeux, connue, chez tous les Anatomiftes, fous le nom d'humeur bronchique, nous n'y trouvâmes pas plus d'eau étrangere que dans l'eftomac. Nous terminâmes la féance par l'ouverture de la tête, qui ne nous offrit rien de plus particulier que ce qui s'obferve chez tous ceux qui ont eu le malheur de périr de mort violente & précipitée.

Il fe trouva à cette ouverture beaucoup de Dragons & plufieurs de leurs Officiers, entr'autres, MM. Bothfon & Pie, tous les deux très-inftruits dans les Sciences naturelles, & auxquels il eût été d'autant plus difficile d'en impofer, qu'ils étaient portés à croire, ainfi que les autres afliftants, d'après l'autorité de leur Chirurgien Major & de fon confrere, qu'il fe trouverait sûrement de l'eau quelque part, à la poitrine ou à l'eftomac. Mais tous, fans en excepter un feul, furent obligés de convenir, en fe retirant, qu'il n'y en avait pas une goutte, & qu'ils n'en avaient point vû; car ce ferait s'abufer volontairement, & n'avoir jamais ouvert de cadavres, que de prendre cette humeur bronchique, qu'on rencontre chez tous, & en plus grande quantité encore chez ceux qui font morts fubitement & avec tout

leur embonpoint, pour de l'eau qui fe
ferait accumulée dans les bronches &
les cellules du poumon; tandis que cela
ne provient que d'une infinité de bulles
d'air raréfiées & extrêmement divifées,
qui venant à s'envelopper, pour ainfi
dire, dans nos humeurs, y produifent
le même effet qu'on voit arriver lorfqu'on fouffle de l'air, avec un chalu-
meau, dans une liqueur favonneufe. Il
eft encore tout naturel de penfer que
cette humeur fe trouvera en bien plus
grande quantité chez un fujet fanguin
& encore tout plein de fuc (qu'on me
paffe cette expreffion) que chez celui
qui aura été épuifé par une longue maladie. D'ailleurs le cœur étant, comme
on dit, *primum vivens & ultimum mo-*
riens, doit néceffairement envoyer aux
poumons une grande quantité de fang
qui lui revient des autres parties du
corps. Ce dernier vifcere en fera donc
furchargé; & l'air raréfié par la chaleur
animale venant à s'y mêler, il fe formera

une quantité d'humeur bronchique &
écumeufe d'autant plus grande, que le
fujet était plus pléthorique & moins
épuifé. Et voilà ce que bien des gens,
d'ailleurs inftruits, ont pris pour de l'eau
qui s'était accumulée dans les poumons
des Noyés ; nous avons même vu plus
d'une fois des Médecins & des Chirurgiens d'Hôpitaux, prendre, à l'ouverture
des cadavres morts naturellement dans
leur lit, cette même humeur bronchique, pour une efpece de pus, qui avait
fait périr le malade. Mais nous le répé-
tons, il n'eft pas rare de voir ces fortes
de méprifes à l'ouverture des cadavres,
& même de plus grandes encore : car
tantôt on prend la caufe du mal pour
l'effet, ou l'effet pour la caufe ; &
tantôt on regarde comme vicié & af-
feété un vifcere qui était dans fon état
naturel & fain. Ce qui vient de ce que
la plûpart ne fe font pas affez familia-
rifés avec ces fortes d'ouvertures, &
qu'ils ne fe font pas formé dans l'efprit

des idées affez juftes , tant de l'état fain des parties, que de leur état morbifique , afin de pouvoir en faire la comparaifon. Ce n'eft cependant que de cette façon qu'on viendra à bout de dire quelque chofe de plaufible à l'ouverture des cadavres , fans quoi on s'expofera à faire tous les jours des procès-verbaux qui égareront en même tems les juges & les Médecins , & coûteront la vie à une infinité d'innocents.

A préfent pour peu que nous veuillions examiner la ftruĉture des parties, & confulter l'Anatomie & la Phyfiologie , nous verrons qu'il eft bien difficile, pour ne pas dire impoffible, de fuppofer qu'aucun corps foit folide , foit même liquide, venant de la bouche , puiffe fe frayer une iffue dans les poumons par la trachée artère exaĉtement bouchée par l'épiglotte. En effet qui ne fait que notre machine eft compofée avec un tel art, qu'il n'y a abfolument que l'air qui puiffe paffer par ce canal; les autres

corps s'en fermant d'eux-mêmes l'entrée
par les efforts qu'ils font pour paſſer ſur
l'épiglotte ſur laquelle ils gliſſent, pour
ainſi dire, comme ſur un pont-levis, &
qu'ils abaiſſent néceſſairement par leur
propre poids. Mais, me dira-t-on, les
livres de Médecine font pourtant foi
que pluſieurs perſonnes ont manqué
d'être ſuffoquées parce qu'il leur étoit
entré quelques gouttes d'eau ou quelques
mies de pain dans la trachée artère :
& M. Portal, dans ſa ſavante hiſtoire
de l'Anatomie & de la Chirurgie, rap-
porte qu'on a trouvé les poumons d'un
bœuf farcis d'herbages hachées. Je
conviendrai de tout cela, d'autant plus
aiſément, qu'avant que d'avoir lû
l'hiſtoire du Bœuf de M. Portal, j'avais
moi-même diſſéqué à Montpellier un
moû, ou poumon de veau que j'avais
également trouvé farci d'herbages, ſans
que perſonne eut jamais pu me rendre
raiſon de ce phénomêne. Mais, pour
cela, s'en ſuit-il qu'il ſoit jamais entré
aucune

aucune parcelle d'aliments , ni de
boiffons dans la trachée artère d'aucun
animal vivant , en fortant immédiatement de fa bouche ; car nous ne nions
pas que cela ne fe puiffe faire , d'une
autre façon , à l'inftant de fa mort, ou
même , après fa mort. Il nous paraît
donc bien plus naturel de penfer que
tous les corps étrangers qu'on a trouvés
dans ces différens cadavres, n'y font
entrés que dans les derniers inftants de
leur vie & lors du défordre & du boule-
verfement général qui fe fait dans la
machine au moment que l'animal périt.
Je conçois qu'alors les mouvements
convulfifs & forcés de l'eftomac, que
je fuppofe de bas en haut , peuvent
repouffer à contre-fens par l'œfophage ,
les alimens jufqu'au voifinage de la
Glotte ; & que ces mêmes alimens ve-
nants à prendre l'Epiglotte à rebours la
fouleveront , tandis qu'une autre con-
vulfion en fens contraire , c'eft-à-dire,
de haut en bas , les forcera de paffer

B

par la trachée artère , à l'entrée de laquelle ils étaient arrêtés. C'eſt ainſi qu'on peut expliquer les quintes & les toux violentes qui ſurviennent à ceux qui font ce qu'on appelle le vin de nazareth , lors qu'ils ont l'imprudence de ſe livrer , en buvant , à des ris immodérés qui ne ſont autre choſe que de vrais mouvemens convulſifs qui font retrograder la boiſſon. Si pareille choſe ne s'obſervé pas dans le vomiſſement naturel , c'eſt ſans doute parce que l'Epiglotte conſervant toute ſa force ſe tient appuyée ſur la glotte qu'elle bouche exactement , ou bien que les convulſions ne font ni ſi fréquentes , ni ſi variées , ni ſi ſubites.

Mais pour faire voir que tous les animaux qui périſſent de mort violente , finiſſent dans les convulſions , il ſuffit de jetter les yeux ſur un poulet nouvellement ſaigné , ou même ſur un pigeon qu'on vient de ſuffoquer ; on verra que ſon dernier mouvement eſt une con-

vulfion. Et pour prouver en même tems
que ce qui s'obferve au-dehors fe paffe
également au dedans, c'eft que prefque
tous les animaux rendent avec le dernier foupir une partie des alimens qu'ils
avaient dans l'eftomach. Je fens bien
que d'après mes principes on pourra
me demander pourquoi l'on ne trouve
pas dans tous les bœufs ce qu'on a
trouvé dans celui dont M. Portal fait
mention. Pourquoi ? Je n'en fais rien.
Cela dépend fans doute de quelques
circonftances particulieres que moi &
de plus fçavants que moi ignorent
encor. Tout ce que je fais, c'eft que
l'on aurait tort de chercher, dans ce
phénomène, la caufe de la mort de
l'animal & de fuppofer que ces chofes
auraient eu lieu pendant fa vie ; tandis
que c'eft apparemment une fuite de fa
plus ou moins grande fenfibilité, ou de
la mort plus ou moins violente fous
laquelle il a fuccombé. Mais d'abord
que vous convenez, me dira quelqu'un,

qu'on a trouvé de la nourriture dans les
bronches d'un bœuf, il ne vous en coû-
terait pas plus de convenir qu'on a
également pu trouver de l'eau dans
celles d'un noyé. Cela est vrai ; mais
s'enfuivra t-il aussi , qu'on en trouve
toujours ; & que ce soit-là la cause de
la mort de ces malheureux, comme on
cherche à le persuader faussement au
public. Ce qu'il y a de bien sûr , c'est
qu'il n'y en avait point dans la poitrine,
ni même dans l'estomac de celui que
j'ai ouvert , en présence de témoins
instruits. Et M. Portal qui a ouvert plusieurs sujets & un grand nombre d'animaux noyés à dessein, m'a assuré en
avoir trouvé très rarement, ou si peu que
cela n'est pas comparable à la serosité
qu'on rencontre dans les voies aëriennes
de certains cathareux souvent morts
d'une cause étrangere à cette maladie.
M. Portal m'a assuré depuis avoir eu
occasion d'ouvrir plusieurs noyés , chez
qui il n'avait pas apperçu la moindre

trace d'eau étrangere : d'où je conclus,
qu'en matière auffi obfcure & auffi
grave , il eft dangereux & même témé-
raire , de faire des regles générales &
exclufives, qui pourraient par la fuite
coûter la vie à bien d'honnêtes gens :
témoin le procès criminel intenté à
toute la famille des Sirven, fur le rap-
port de je ne fais quel Chirurgien trop
hardi à conclure. Témoin auffi la mal-
heureufe affaire , arrivée à Lyon , au
fujet de Claudine Rouge, où MM. Faiffole & Champeau, Chirurgiens de cette
ville, ont affuré pofitivement qu'il devait
fe trouver de l'eau dans les cadavrès de
tous les noyés , & que s'il n'y en avait
point c'était une preuve inconteftable
que les perfonnes avaient été fuffoquées
avant que d'avoir été jettées à l'eau.
Ils apportent en preuve de cette affertion qui eft de la plus grande conféquence, & qui n'eft rien moins que
fuffifamment éclaircie , les expériences
multipliées qu'ils ont effayées fur des

B 3

animaux qu'ils ont fait noyer *ad hoc.*
Mais outre que ces expériences ont été
contredites par des gens de l'Art qui
étaient fur les lieux, c'eſt qu'il n'eſt pas
nouveau de voir l'expérience même fe
prêter à nos defirs ; & qu'en Phyſique
l'on n'a guères manqué de trouver ce
que l'on cherchait , toutes les fois
qu'ayant commencé par fuppoſer une
choſe , comme certaine , on a enſuite
cherché des preuves à l'appui de cette
prétendue vérité : & puis ne répugne-
t-il pas de comparer , pour ainſi dire ,
les différens conduits de notre corps , à
des tuyaux d'orgues & de les regarder
comme des corps folides toujours ouverts, où l'eau peut s'infinuer librement,
tandis que nous favons que ces mêmes
conduits font mols , flexibles, élaſtiques;
qu'ils fe trouvent aux deux bouts des
fphinêters qui les ferment en différentes
occaſions ; & qu'enfin ils font partout
parfemés de nerfs & de fibres muſcu-
leufes qui, entrants aifément en fpaſme,

les refferrent, & les bouchent, ainfi qu'on le voit arriver à une bourfe dont on tirerait en même tems les deux cordons.

MM. Faiffole & Champeau qui ne veulent abfolument point avoir le démenti fe prévalent encor du fuffrage d'Ambroife Paré, qui affure en parlant des noyés qu'on leur trouvera conftamment l'eftomach & le ventre rempli d'eau, qu'ils auront l'extrêmité des doigts & le front écorché ; parce qu'en mourant, dit-il, ils grattent le fable au fond de l'eau, penfants prendre quelque chofe pour fe fauver. Mais Ambroife Paré n'y penfe pas ; car on trouve quelquefois des noyés dans des endroits limonneux, où il n'y a ni pierre, ni fable, ni bois. D'ailleurs le Dragon de Damas qui avait long-tems roulé fur le fable de la Loire, au milieu des bateaux, & qui avait même paffé fous les arches du pont de Nevers, n'avait pas la plus légère égratignure, lorfque

B 4

j'aidai à le tirer de l'eau. J'en dis autant
d'un autre cadavre que j'ai vu retirer
cette année de la Seine, & qui venait
cependant de fe noyer fous des bateaux,
en préfence de plufieurs perfonnes.
Voila ce qu'on voit ordinairement quand
on n'eft pas prévenu, & qu'on a appris
à fe défier de fes yeux. Une autre preuve
auffi valable de ces Meffieurs, c'eft que
ceux qui ont manqué de fe noyer touf-
fent en fortant de l'eau ; comme fi cela
ne pouvait pas être également occa-
fionné par l'impreffion que fait ce liquide
fur les finus maxillaires , ainfi que fur
le refte de la membrane pituitaire.
Qu'on interroge , là-deffus , tous les
plongeurs & tous ceux qui ont manqué
fe noyer? (moi-même je me fuis trouvé
dans le cas) ils repondront qu'ils ont
avalé une gorgée d'eau, mais qu'il ne
leur en eft point entré dans la poitrine.
S'ils y fuffent reftés tout-à-fait , la refpi-
ration leur aurait manqué, le fang fe
ferait accumulé dans les poumons, d'où

il aurait reflué fur le cerveau ; les convulfions feraient venues enfuite, les fphincters fe feraient bouchés , ils auraient été fuffoqués & n'en auraient pas avalé une goutte de plus. C'eft avec auffi peu de fondement, qu'on foutient que chez les véritables noyés la langue ne fort point hors de la bouche ; m'étant deux fois trouvé à portée de vérifier le contraire fur les deux noyés dont j'ai fait mention ci-deffus; & M. Secret, habile Chirurgien de Paris , étant en état de certifier la même chofe, pour le dernier qu'il eut la bonté de foigner avec moi. Toujours eft-il qu'on ne dira pas que ces deux ci aient été pendus, puifque plufieurs perfonnes les avaient vu tomber dans l'eau en plein jour.

Cependant MM. Faiffole & Champeau n'ont pas craint de faire imprimer à grands frais, un très-gros livre, dans lequel ils ont effayé de prouver cette Doctrine qui paffe actuellement pour conftante, furtout depuis que M. L*** l'a

ſçellé du ſceau de ſon autorité. Mais
encor une fois, un tel dogme eſt de la
plus grande conféquence pour la ſociété,
s'il n'eſt pas appuyé ſur des preuves
plus claires que la lumiere. Or nous en
avons aſſez dit pour rendre au moins la
queſtion problématique, & faire ſentir
à tout eſprit impartial & amateur du
vrai, que la choſe a beſoin d'être
examinée de nouveau ; & cela, par
des gens non prévenus, Phyſiciens ha-
biles, ſavans dans l'économie animale,
& ſurtout pouſſant le doute méthodique
juſqu'à une eſpece de pyrroniſme ; car
on ne ſaurait être trop en garde dans
toutes les queſtions de Médecine où il
s'agit de l'honneur & de la vie des
Citoyens.

Mais finiſſons avec ces Meſſieurs ; ils
défient, diſent-ils, leur adverſaire de
leur démontrer par les preuves phyſi-
ques qu'un ſeul homme (nous n'en
demandons qu'un ſeul, ajoutent-ils) ſe
ſoit noyé, & qu'ouverture faite de ſon

cadavre, il ne fe foit point trouvé d'eau
dans fes poumons. Je ne vois pas trop
ce qu'ils entendent par leurs preuves
phyfiques ; on n'en peut guères donner
d'autres, en pareille matiere ; mais ils
ont trouvé en moi l'homme qu'ils cher-
chaient, puifque je leur ai cité un fait
contradictoire appuyé du témoignage
de gens refpectables & inftruits ; & que
les raifonnements tirés de la Phyfiologie
font auffi favorables à notre opinion
que contraires à la leur.

Ce n'eft pas que j'ignore les expériences de M. L***, qui croit être le premier qui fe foit avifé de faire noyer des
animaux dans de l'eau colorée , quoi-
qu'il y eût plus de deux mille ans qu'Hypocrate eût fait les mêmes expériences ;
quoi qu'il en foit, Hypocrate a trouvé
une trainée de liqueur colorée dans les
bronches d'un cochon qu'il avait fait
noyer exprès dans cette liqueur ; & M.
L*** bien des fiecles après, a été affez
heureux pour faire exactement la même

découverte fur d'autres animaux, Mais
que prétend-on en conclure ? Que trois
ou quatre gouttes d'eau colorée auront
fait périr ces animaux , & que ce phénomène a été la caufe & non une fuite
de leur mort. Cependant nous croyons
avoir fuffifamment démontré que cette
eau n'avait pu paffer par la trachée
artère que dans les derniers moments
de la vie de l'animal , & qu'elle n'y était
point entrée immédiatement par la,
bouche , mais qu'elle était venue de
l'eftomac convulfé qui l'avait renvoyée
jufqu'à la glotte , qu'elle avait trouvée
ouverte , ou dont elle avait elle-même
foulevé l'épiglotte pour fe frayer un
paffage jufqu'aux poumons.

Que faut t-il donc penfer de l'affertion
de M. L***, lui qui s'eft énoncé fi énergi-
quement envers MM. Faiffole & Champeau , lorfqu'il a dit en parlant des
noyés qui, s'il l'en faut croire, périffent
tous par l'eau qui leur entre dans la
poitrine : *c'eft un fait que les opinions*

verfatiles de tous les ignorants contra-
dicteurs ne pourront détruire. Vos expé-
riences, ajoute-t-il, font décifives, elles
confirment celles que j'ai faites il y a plus
de vingt ans. Que de chofes à dire, fur
tout cela ! D'abord l'expérience prouve
que les bronches ne font pas toujours
remplies d'eau ; en fecond lieu cela
répugne à la raifon autant qu'à là faine
phyfiologie ; en troifieme lieu , fi les
expériences des Chirurgiens de Lyon
font décifives , ce ne peut être qu'en
faveur de M. L. qui n'a jamais cru qu'on
pût fe tromper, en penfant comme lui.
Convenons , cependant , que cette
petite tirade de M. L*** eft amufante,
ainfi que quantité d'autres belles chofes
qu'il a écrites , à la folidité près qui y
manque : mais malheur à ceux qui pré-
ferent la folidité au plaifant, ils feront
enfevelis avec nous dans les ténébres,
& confondus dans la foule des *ignorants*
contradicteurs. Confolez-vous pourtant,
Meffieurs les ignorans ; les arrêts de

M. L*** n'ont pas toujours force de loi, furtout en matiere de Phyſiologie, de Phyſique & de Chimie.

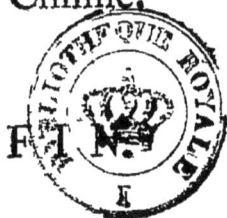

FIN.

www.ingramcontent.com/pod-product-compliance
Lightning Source LLC
Chambersburg PA
CBHW070801210326
41520CB00016B/4783